AF322180

MÉMOIRE

SUR LA

CURE RADICALE DU PIED-BOT

PAR LA TÉNOTOMIE SOUS-CUTANÉE

AIDÉE D'APPAREILS SIMPLES ET MÉTHODIQUES;

Par E. SUZEAU,

DOCTEUR MÉDECIN A THIERS (PUY-DE-DÔME),

Ancien Interne lauréat en Médecine et en Chirurgie des Hôpitaux de Nîmes et de Montpellier, Membre correspondant de l'Académie des sciences, belles-lettres et arts de Clermont-Ferrand, Membre du Conseil d'hygiène et de salubrité publique de l'arrondissement de Thiers.

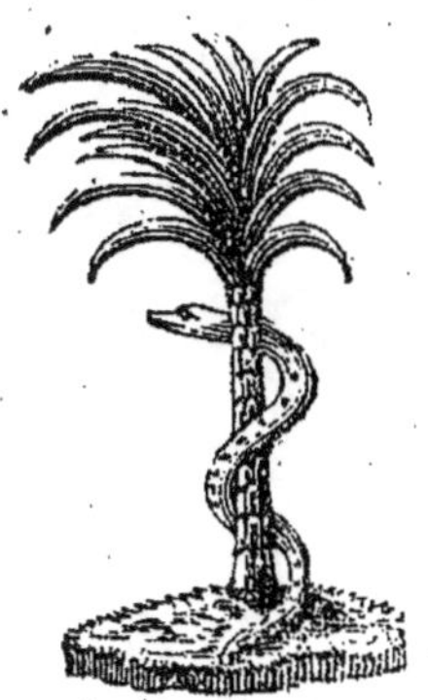

CLERMONT,

IMPRIMERIE DE THIBAUD-LANDRIOT FRÈRES, LIBRAIRES,
Rue Saint-Genès, 10.

—

OCTOBRE 1849.

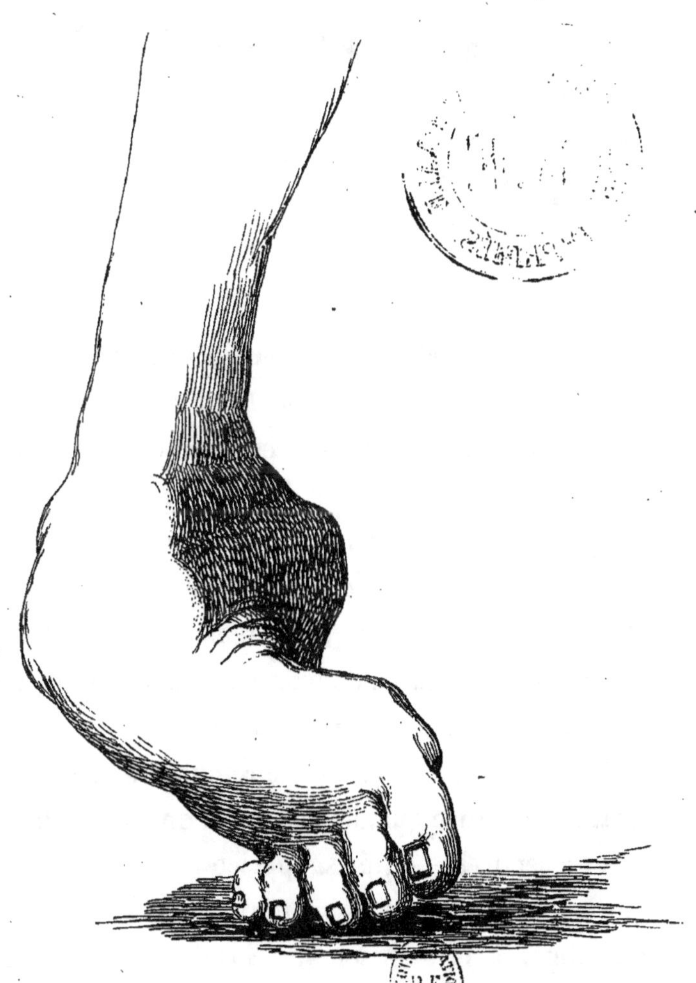

Fig. 1.

Pied de Lamaison avant l'opération.

DE LA CURE RADICALE

DU PIED-BOT.

Je me serais abstenu de publier les faits de ma pratique sur la cure du *pied-bot*, si j'avais cru le public suffisamment instruit des succès qu'on obtient de nos jours dans le traitement de cette difformité. Les personnes que j'ai guéries ne songeaient point à réclamer les secours de l'art, et j'ai eu beaucoup de peine à leur persuader qu'une opération non dangereuse, aidée d'appareils simples et peu dispendieux, pourraient les délivrer de leur mal en peu de temps.

C'est donc un devoir que je remplis en vulgarisant une méthode curative qui, depuis peu d'années, a déjà rendu tant de services, et qui est appelée à réaliser tant d'espérances. Je m'estimerais heureux, si cet opuscule pouvait contribuer à la guérison de certains individus de nos contrées, qui, atteints de *pied-bot*, soit *congénital*, soit *accidentel*, considèrent encore leur difformité comme incurable, et subissent, par ignorance, tous les inconvénients d'une position si pénible.

Quoi qu'il advienne, les réflexions que je soumets à

mes lecteurs auront toujours pour résultat d'attirer l'attention sur un point important de l'éducation des enfants, et de dessiller les yeux des parents sur une des questions les plus graves soumises à leur responsabilité.

MÉMOIRE

SUR LA

CURE RADICALE DU PIED-BOT

PAR LA TÉNOTOMIE SOUS-CUTANÉE

AIDÉE D'APPAREILS SIMPLES ET MÉTHODIQUES.

I.

CONSIDÉRATIONS PRÉLIMINAIRES.

§ I. — On appelle *pied-bot* une difformité qui consiste dans l'altération de la forme et de la direction naturelles du pied.

Il en existe quatre espèces principales :

La première, connue vulgairement sous le nom de *pied-équin* (*pied de cheval*), est caractérisée par une extension forcée du pied qui porte le sujet affecté à ne marcher et à ne se tenir debout que sur les orteils ou sur les articulations métatarso-phalangiennes;

La deuxième, par une *déviation du pied en dedans*;

La troisième, par une *déviation du pied en dehors;*

La quatrième, par une *déviation de l'avant-pied* vers la partie antérieure de la jambe, de sorte que l'individu affecté de cette difformité ne peut marcher que sur le talon. C'est tout l'opposé du *pied-équin.*

§ II. — Ces espèces, qui toutes déterminent la claudication, diffèrent par des degrés d'intensité et souvent par des caractères mixtes. C'est ainsi que le *pied-équin* se combine souvent avec la *déviation en dedans*, ce qui en rend la cure beaucoup plus difficile.

§ III. — Le *pied-bot* diffère aussi par son origine. En effet, chez certains enfants, il apparaît au moment de la naissance; tandis que chez d'autres il se développe plus tard sous l'influence de causes très-variées. On l'a même vu se produire chez l'adulte, à toutes les périodes de la vie, par suite de plaies, de brûlures, ou d'autres accidents qui nécessitaient des opérations sur le pied.

§ IV. — Les causes du *pied-bot congénital* ont été étudiées de nos jours avec le plus grand soin. On a reconnu que tous les enfants naissent avec une disposition plus ou moins prononcée à cette difformité; et cette assertion, contre laquelle aucune objection ne s'est élevée, doit mettre les parents en garde sur les obstacles qui pourraient s'opposer à la marche naturelle. Mais la cause la plus fréquente du *pied-bot* réside dans les convulsions qui paralysent certains muscles, en rétractent d'autres, et détruisent l'antagonisme normal des puissances destinées à mouvoir le pied.

§ V. — D'après Dieffenbach, le nombre des *pieds-bots* est dix fois plus grand que celui des becs-de-lièvre, et les garçons en sont plus souvent atteints que les filles.

§ VI. — Maintenant, si nous jetons les yeux sur les résultats nuisibles qu'engendre le *pied-bot*, nous verrons qu'ils méritent, par leur nombre et par leur gravité, d'éveiller toute la sollicitude des parents.

Le *pied-bot* de naissance offre rarement une difformité assez frappante pour attirer l'attention des personnes auxquelles l'enfant est confié. Cette disposition vicieuse du pied, peu apparente dès le principe, fait chaque jour des progrès insensibles, et parvient peu à peu à une déviation très-prononcée ; car c'est un des caractères du *pied-bot* de s'accroître avec les années, au lieu de diminuer graduellement, comme certaines maladies de l'enfance, que la puberté fait disparaître, ou du moins modifie avantageusement.

Qui n'a été ému de pitié en voyant la marche pénible et saccadée des malheureux enfants atteints de *pied-bot* ? Pour éviter la douleur que produirait la pression du corps sur le pied difforme, ils s'y appuient à peine, et ils finissent par déterminer, à la longue, la maigreur et le raccourcissement d'un membre qui remplit incomplétement ses fonctions. Si la difformité existe des deux côtés, l'embarras de la marche est encore bien plus grand, et les chutes deviennent très-fréquentes, pour peu que le mouvement soit accéléré, ou que le terrain soit inégal. Enfin, il est des cas extrêmes, où l'individu ne peut faire un pas sans se servir de deux potences.

Qu'advient-il de cette gêne produite par le *pied-bot* ? L'enfant privé des amusements de son âge ne peut recevoir tout le développement qu'il eût acquis sans cette difformité ; l'entrée de plusieurs carrières lui est close, et son moral, attristé par des privations sans nombre, reçoit une empreinte de mélancolie qui n'est pas sans influence sur sa destinée. Il est superflu de dire que les résultats du *pied-bot*, tout graves qu'ils sont à la ville, le sont bien davantage à la campagne, où la vigueur et l'adresse du corps sont les attributs les plus précieux.

§ VII.— Il y a peu d'années, les médecins envoyaient dans des établissements orthopédiques les enfants qui leur étaient adressés, de loin en loin, pour le traitement du *pied-bot*. Là, on employait exclusivement des machines compliquées au moyen desquelles on obtenait de rares guérisons, dans les trois premières années de la vie. Au-delà de cette période, les insuccès étaient si nombreux qu'on avait fini par considérer le *pied-bot* comme incurable, et cette opinion s'était accréditée dans les villes et dans les campagnes. Les difformités de naissance étaient surtout frappées d'un caractère fatal qui en éloignait toute idée de curabilité.

Cependant, vers la fin du 18ᵉ siècle, il se fait en Allemagne une tentative heureuse de traitement du *pied-bot* par la section du *tendon d'Achille*. Ce succès a peu de retentissement en Europe, et l'illustre chirurgien de Montpellier, Delpech, attire le premier en France l'attention des médecins sur cette opération qu'il pratique en 1816. Paris se refuse à l'adoption de cette nouvelle conquête de la chirurgie, et ce n'est qu'après une quinzaine d'années d'oubli qu'elle nous revient d'outre-Rhin pour se répandre en peu de temps dans toutes les grandes cités. Aujourd'hui, les succès de la *ténotomie sous-cutanée*, aidée d'appareils simples et méthodiques sont enregistrés en si grand nombre dans les annales de la science, que le doute n'est plus permis sur l'efficacité de cette méthode, et que les établissements orthopédiques ne deviennent plus un séjour obligatoire pour obtenir la cure radicale du *pied-bot* soit *congénital*, soit *accidentel*.

Je passe actuellement à la relation des deux cas de *pied-bot* que j'ai guéris par la section du *tendon d'Achille* et le bandage *gypso-amilacé*, non pour enfler la liste des succès, mais bien pour émettre les réflexions neuves et utiles qui s'y rattachent.

————◆————

II.

<h1 style="text-align:center">OBSERVATIONS (1).</h1>

Nº 1.

Pendant l'hiver de 1844, je me trouvais chez le nommé Bouche, cordonnier de cette ville, quand je vis entrer sa

---

(1) Je n'ai cité les noms des personnes opérées qu'après y avoir été autorisé par elles-mêmes et par leur famille.

fille, enfant de 10 ans, qui marchait en boîtant avec beaucoup de peine. Je l'examinai attentivement et m'aperçus qu'elle était atteinte d'un *pied-équin* très-prononcé avec *déviation en dedans*. La mère m'apprit qu'à l'âge de 4 ans, sa fille avait été prise de mouvements convulsifs très-douloureux qui s'étaient prolongés pendant plusieurs jours, et avaient produit la difformité en question; que le mal avait été à peine visible dès le principe, et qu'on ne s'était aperçu de la gravité de cette lésion qu'à la difficulté de lui trouver une chaussure convenable. Depuis ce moment, sa marche était devenue de jour en jour plus irrégulière, plus pénible; et la claudication avait fini par être très-visible. En outre, le développement de la taille avait été arrêté, et la force du corps avait fait très-peu de progrès.

Voici la disposition des parties :

Le poids du corps était transmis sur les orteils et sur le bord extérieur du pied droit, dont la voussure était plus prononcée qu'à l'ordinaire, et dont le talon s'élevait de six centimètres environ au-dessus du sol. Le diamètre antéro-postérieur du pied était notablement diminué, et le point d'où se dégagent les orteils était très-large et calleux en dessous. Quant aux orteils, ils ne présentaient rien de difforme, mais ils étaient repliés sur eux-mêmes, et les tractions les plus fortes ne pouvaient les allonger complétement. La marche de Gabrielle Bouche se composait de petits sauts pendant lesquels, effleurant à peine le sol avec le pied difforme, elle appuyait tout le poids de son corps sur le pied sain. Elle exécutait ces mouvements de claudication avec assez de rapidité, et l'on était étonné de voir qu'elle parcourait fort peu d'espace, lors même qu'elle s'agitait comme une personne qui veut courir. La cuisse et la jambe du côté difforme avaient un volume de moitié moindre que du côté sain, et le corps entier n'avait pas acquis le développement ordinaire à cet âge.

Je proposai aux parents de guérir leur enfant par la section du *tendon d'Achille*, et j'essayai de leur faire comprendre combien la cure de cette difformité exercerait une influence avantageuse sur toute l'économie d'abord , et en particulier sur le membre qui avait déjà subi une atrophie très-notable. Mes paroles furent accueillies par un air de doute, et je me retirai, engageant les parents à réfléchir sur ma proposition. Comme je n'avais pas encore fait cette opération ni à Thiers, ni dans les environs, je ne pouvais facilement les déterminer par des exemples tirés de loin , et je crus que les préjugés seraient plus puissants que la raison. De quelque temps je n'en entendis plus parler.

Cependant, la mère n'avait cessé de s'occuper de la question que j'avais soulevée. Encouragée à suivre mon avis par les conseils de quelques personnes, et surmontant la répulsion que plusieurs de ses connaissances cherchaient à lui inspirer pour toute espèce de tentative chirurgicale , elle vint me trouver, vers le mois de mai (1845), et me pria d'agir pour la guérison de sa fille comme je le jugerais convenable.

Je me décidai à opérer le 22 du même mois.

Au jour fixé, je me rendis, à huit heures du matin, chez le nommé Bouche , et je trouvai sa fille en bonne disposition. Je puis le dire en passant, j'ai peu rencontré d'enfants de cet âge doués d'une aussi grande énergie morale. Elle aspirait avec ardeur à sa délivrance, et rien ne l'intimidait pourvu qu'on lui promît d'atteindre ce but.

Toutefois, les préparatifs opératoires n'avaient rien d'effrayant. Je fis coucher Gabrielle Bouche à plat sur le ventre, et deux personnes de la famille se chargèrent de tenir solidement le *pied-équin*, pendant qu'une autre maintenait le membre sain. La section *sous-cutanée* du *tendon d'Achille* fut pratiquée en quelques secondes; il s'échappa quelques gouttes de sang vermeil par la petite incision que j'avais faite, et pas un seul cri de douleur ne fut poussé par la patiente.

Je couvris l'unique ouverture faite à la peau avec un morceau de sparadrap, j'appliquai par-dessus une compresse imbibée d'eau végéto-minérale, et je me retirai après avoir mis le membre dans la demi-flexion. Je n'entre ici dans aucun détail sur le procédé opératoire que je suivis, parce qu'il me semble superflu de m'appesantir sur cet objet, et que du reste les idées des opérateurs sont aujourd'hui fixées à cet égard.

La journée se passa sans douleur et sans fièvre, et la nuit fut calme. Cet état se maintint les jours suivants, et je me bornai à ramener le pied vers l'angle droit au moyen de simples cravates.

Dix jours après l'opération, j'appliquai le bandage gypso-amilacé pour donner au pied la position normale qu'il devait conserver dans la suite. Je trouvai alors les deux bouts du tendon que j'avais divisé, réunis par une substance résistante, de forme cylindrique, et la petite plaie cicatrisée sans suppuration.

La séance de l'appareil se passa très-bien, et dès que le bandage fut solidifié (ce qui arriva au bout de deux heures), je permis à Gabrielle Bouche de se lever et de marcher. Quelle ne fut pas sa joie en s'apercevant que le poids de son corps se transmettait à toute la surface plantaire du pied-équin ! Elle ne pouvait en croire son premier essai, et je fus obligé de modérer son envie d'expérimenter à chaque instant.

Je laissai le premier appareil pendant quinze jours, et j'en appliquai ensuite un dernier qui acheva de rendre au pied sa direction normale. Le lieu de l'opération exploré n'offrait aucune trace d'inflammation, et la substance de nouvelle formation se confondait entièrement avec le tendon d'Achille dont elle réunissait les deux bouts. La voussure du pied se déprima, les orteils s'allongèrent et la station se fit plus solidement.

Le 26 juin 1845, je la délivrai de tout appareil, et je lui permis de marcher dehors avec des brodequins fortement lacés. Elle continua quelque temps à faire osciller son corps, comme avant l'opération ; mais cette habitude se perdit insensiblement, et les mouvements acquirent chaque jour plus de force et de régularité.

Aujourd'hui, le pied a repris presque complétement sa

forme naturelle ; le membre est aussi fort, aussi volumineux que son congénère, et l'état général s'est notablement amélioré. En l'examinant dehors avec attention, on s'aperçoit encore d'un balancement des hanches plus prononcé que dans l'état naturel ; mais elle marche solidement, sans appui, et peut même courir au besoin. Tout me porte à croire que, plus tard, ces légers indices, d'une ancienne claudication, finiront par disparaître, et que la marche n'offrira plus rien d'irrégulier.

N° 2.

Le 15 août 1849, je reçus la visite de Pierre Lamaison, cultivateur au village de Courty, commune de Thiers, âgé de 22 ans, qui venait me donner des nouvelles de sa mère, traitée par moi d'une fracture de jambe, trois jours auparavant. Je fus frappé, en le voyant entrer dans mon cabinet, de la difficulté de sa marche. Je l'examinai attentivement, et constatai, du côté gauche, l'existence d'un *pied-équin*, compliqué de *déviation en dedans*. Il m'apprit qu'il portait cette difformité depuis l'âge de 4 ans, époque à laquelle se déclarèrent des convulsions qui mirent sa vie en danger ; que tous les moyens employés à diverses reprises, tels que *bains*, *liniments* et *bandages*, n'avaient produit aucun résultat avantageux, et qu'il était arrivé, par des degrés imperceptibles, à ne pouvoir s'appuyer que sur la pointe des orteils. Longtemps il avait voulu se passer de bâton pour assurer sa marche, mais depuis un an environ, les chutes étaient devenues si fréquentes, et son embarras s'était tellement accru, qu'il n'osait plus s'aventurer dehors sans un appui quelconque. Il ajouta que cette difformité le rendait, pour ainsi dire, impropre à tous les travaux de la campagne, et qu'il ne voyait pas sans peine les résultats fâcheux qui en dérivaient s'accroître tous les jours. Je l'engageai à se tenir debout, les deux pieds réunis, et je pus mesurer une distance de 15 centimètres qui séparait le talon du sol. (*Voir la planche , fig. 1.*)

J'annonçai à ce jeune homme, pour lequel cette difformité avait été un motif d'exemption militaire, que son état n'était pas incurable, et que, moyennant une opération qui se pratiquait depuis peu d'années, il était possible de le guérir complétement. Il est superflu de dire combien mes paroles l'étonnèrent. Je combattis toutes ses objections, non par des données scientifiques, mais par le fait de Gabrielle Bouche, et je l'engageai à s'informer de cette guérison avant de s'ériger en incrédule.

Il sortit de mon cabinet fortement ébranlé, et quand il fut de retour dans son village, il ne laissa à ses parents ni paix, ni trève, que l'opération ne fût décidée.

Je ne raconterai pas tous les obstacles qui furent soulevés par les gens du village et par les membres de sa famille. Les uns se moquaient de ma proposition, les autres disaient que si Pierre Lamaison avait le malheur de se laisser toucher, on augmenterait sa difformité : tous étaient d'avis qu'il était impossible d'obtenir une guérison radicale, et ajoutaient que j'avais fait concevoir de fausses espérances. La mère surtout résistait aux sollicitations du jeune homme, en rappelant les paroles d'un rhabilleur de campagne, autorité des plus imposantes dans ces localités, qui, après avoir épuisé son grimoire et vainement employé toutes ses graisses, avait affirmé du ton tranchant propre à ces misérables empiriques, que le *pied-bot* de Pierre Lamaison était au-dessus des ressources de l'art, et qu'il ne fallait pas songer à le faire mutiler.

Au souvenir de cet oracle, la mère repoussait toute proposition d'opération. Mais la persistance de Pierre Lamaison l'emporta, et il me fit de nouveau une visite, dans laquelle il m'annonça qu'il avait triomphé de toutes les répugnances, et que je pourrais opérer dès que je le jugerais convenable.

Je fixai l'opération au 30 août 1849.

Elle fut pratiquée de la manière qui a déjà été décrite, et le patient ne fit entendre aucun cri. Les suites furent aussi simples que dans le cas précédent, et après avoir tenu le membre dans un appareil que j'avais modifié pour parer à la *déviation en dedans*, appareil *gypso-amilacé* très-simple, qui ne recouvrait pas tout le membre, et par le moyen duquel je pouvais facilement graduer la flexion du pied sur la jambe, je parvins, au bout de trois semaines, à obtenir la rentrée de la poulie astragalienne dans la mortaise péronéotibiale et le retour du pied à l'angle droit avec la jambe. J'explorai alors le lieu de l'opération, et je trouvai l'intervalle des deux bouts du *tendon d'Achille* occupé par une substance dure, résistante, qu'on pouvait palper sans causer la moindre douleur. Le jeune homme debout touchait le sol par toute la surface plantaire du pied naguère estropié. Je dus lui donner quelques préceptes pour se livrer peu à peu à la marche sans inconvénients. Je fis confectionner exprès pour le pied opéré un brodequin qui favorisait les nouveaux rapports des surfaces articulaires et s'opposait à la *déviation du pied en dedans*. Je prescrivis des frictions toniques sur le membre atrophié et des exercices de marche lente et régulière.

J'ai revu Pierre Lamaison le 20 octobre. Il est tout joyeux de son nouvel état; il boîte encore, par suite d'une habitude acquise pendant 18 ans, et de l'atrophie dans laquelle le membre difforme tombait chaque jour. Mais on remarque avec plaisir que le poids du corps est transmis au sol par toute la plante du pied, que les divers mouvements de la marche s'effectuent sans douleur et sans embarras; et Pierre Lamaison m'affirme qu'il sent la force revenir dans toute l'étendue du membre opéré. (*Voir la planche, fig. 2.*)

※

III.

RÉFLEXIONS.

§ I. — La lecture de ces deux observations et la facilité de constater les résultats obtenus ne permettent aucune objection sur l'efficacité de la section du *tendon d'Achille*, aidée d'appareils simples et méthodiques dans le traitement du *pied-équin*.

§ II. — On voit, par le temps qui s'est écoulé depuis ma première opération jusqu'à ce jour, que je n'ai pas obtenu un succès temporaire; et ce délai de 4 ans que j'ai laissé écouler à dessein avant la publication de ce mémoire, établit sans réplique que le *pied-bot* livré à lui-même devient, avec les années, une difformité toujours plus grave, qui exerce sur toute l'organisation la plus funeste influence; tandis qu'après l'opération, le pied reprend en peu de temps la régularité de ses formes, le membre entier la forme et le volume de son congénère, et tout le corps un développement plus considérable.

Le deuxième fait, quoique d'une date plus récente, nous offre des avantages non moins frappants. En trois semaines, une difformité qui dure depuis 18 ans est ramenée à l'état normal, et tout annonce que ce qui s'est passé pour Gabrielle Bouche, relativement à la sûreté de la marche, s'accomplira peu à peu au profit de Pierre Lamaison. Du reste, le moral a déjà reçu la plus heureuse influence, et la rapidité avec laquelle ont été acquis de si notables résultats ne laisse aucun doute sur la réalisation de toutes nos espérances.

§ III. — Qu'on me permette d'attirer l'attention de mes lecteurs sur un fait qui doit déjà les avoir frappés, je veux parler du peu de douleur produit par la section du *tendon d'Achille* (1) et de l'innocuité complète de cette opération. Combien de fois la chirurgie n'est-elle pas contrainte de poursuivre un but avantageux à travers des dangers redoutables, et même des chances nombreuses de mort! Ici, rien de semblable; c'est un résultat inespéré, obtenu sans aucun péril; car les annales de la science possèdent actuellement

(1) Je n'ai pas même songé à employer le chloroforme.

plus de 4,000 cas de guérisons de *pied-bot* par la *ténotomie sous-cutanée*, et je n'ai vu nulle part qu'un accident sérieux ait été signalé. Dans les faits que je soumets au public, l'incision faite à la peau se cicatrise au bout de 48 heures, aucun symptôme d'inflammation ne se manifeste, la fièvre ne paraît point, et l'alimentation est à peine interrompue pendant deux jours.

§ IV. — Quant à l'appareil, je ferai remarquer que je n'ai eu recours à aucune de ces machines compliquées dont l'acquisition est dispendieuse, et qu'en raison de leurs ressorts compliqués, on fait mouvoir exclusivement dans des maisons orthopédiques, où des hommes spéciaux exercent, à tous les moments du jour, une surveillance des plus actives. Je me suis servi du bandage gypso-amilacé, composé d'amidon et de plâtre, substance qu'on trouve partout. Ce bandage que j'emploie depuis 10 ans avec succès dans le traitement de presque toutes les fractures et d'un grand nombre de luxations, se moule exactement sur le membre qu'on rapproche graduellement de l'état normal. Il permet de vérifier à volonté les parties qu'il enveloppe, et par la solidification presque instantanée, ainsi que par le maintien des formes existant au moment où il a été appliqué, il offre au praticien toutes les garanties désirables. J'insiste sur ce fait, afin qu'on ne croie point la guérison de plusieurs cas de difformités du corps uniquement possible dans les établissements orthopédiques, situés ordinairement dans les grands centres de population, et nécessitant des dépenses que tous les gens ne pourraient faire. D'ailleurs, l'usage exclusif des appareils mécaniques ne peut guérir les diverses espèces de *pied-bot* qu'avant l'âge de 3 ans : plus tard, il faut recourir à la section *sous-cutanée* des tendons, pour ne pas poursuivre indéfiniment la réalisation d'espérances chimériques.

§ V. — Je ne passerai pas sous silence une réflexion qui s'est présentée souvent à mon esprit relativement à l'influence pernicieuse qu'exerce le rhabilleur de campagne. On a vu,

dans les dernières observations , qu'il a déclaré le *pied-bot*
incurable , et défendu à la mère de laisser jamais opérer son
fils. Qui ne comprend combien cet homme qui se présente
au villageois comme doué d'une puissance occulte et d'une
compétence exclusive dans les cas de dérangements de membres ; qui ne comprend , dis-je , combien cet empirique
grossier s'oppose à la diffusion des bienfaits de la chirurgie
moderne ? Les nombreux exemples d'accidents dus à ce
préjugé funeste n'ont pu réussir à dessiller les yeux du public illettré. Le merveilleux trouve toujours accès auprès de
l'ignorance, et le rhabilleur conserve encore ce prestige , qui
fait regarder, à la campagne, toutes ses paroles comme des
oracles, tous ses actes comme des inspirations de la magie.

Je crois rendre un service réel en attirant sur ce sujet
l'attention des gens éclairés qui sont en contact fréquent
avec les villageois. Quand il s'agit de détruire de semblables
préjugés, on gagne moins par la rigueur des lois que par
les lumières de l'instruction. Je regarde donc comme un
devoir pour tout homme de bon sens d'employer, en temps
et lieu , son ascendant à ruiner les prétentions de ces empiriques , exploitant d'une manière si indigne , en plein
19e siècle , la partie de la population qui a le plus besoin
de l'intégrité de ses organes et du jeu régulier de toutes
ses fonctions.

§ VI. — Je ne poserai pas la plume avant de signaler , à
propos du *pied-bot* , un autre préjugé qui fait bon nombre de
victimes, soit à la ville, soit à la campagne. Depuis que j'exerce
la médecine à Thiers, j'ai rencontré des gens qui , pouvant délivrer leurs fils d'une difformité commençante, s'y refusaient
obstinément, en vue d'une exemption du service militaire.
Ces faits, tout étranges qu'ils paraissent, ne devront soule-
ver aucun doute , si l'on songe qu'il est des jeunes gens
assez mal conseillés pour se mutiler eux-mêmes, ou se laisser tomber dans un dépérissement factice, afin d'être réfor-
més au moment de la conscription. Nous dirons aux parents
qui refusent de faire traiter leurs enfants d'une difformité

curable, qu'ils font peser sur eux une responsabilité bien terrible. Il n'est dans la vie aucun avantage supérieur à la santé, et par ce mot, je comprends la régularité de toutes les fonctions physiques et morales. Toute déviation de l'état normal doit donc être combattue, dès le principe, avec la plus grande activité, parce qu'il peut survenir des désordres dont on ne saurait ni mesurer l'étendue, ni fixer les limites; et que, dans les occasions mêmes où la médecine obtient les plus beaux triomphes, il n'est jamais sûr que les dommages subis par l'organisation soient entièrement réparables.

Clermont, impr. de Thibaud-Landriot frères.

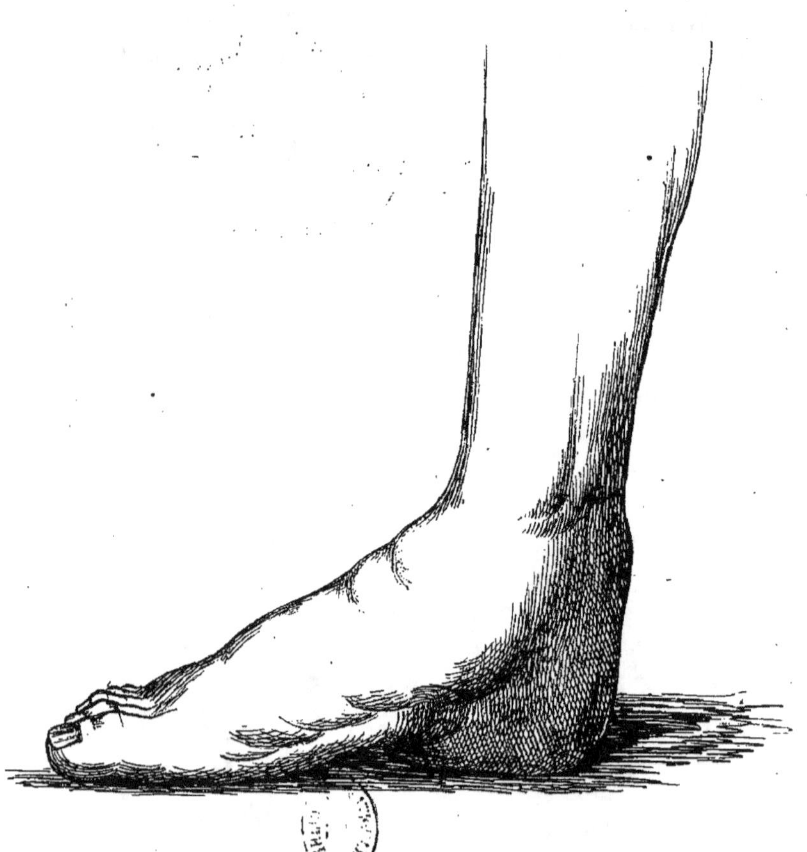

Pied de Lamaison après l'opération.